Dr A. CONDAMIN

DE
L'Hystérectomie vaginale

POUR

CANCER DU COL PENDANT LA GROSSESSE
ET LES SUITES DE COUCHE

RÉSULTATS ÉLOIGNÉS

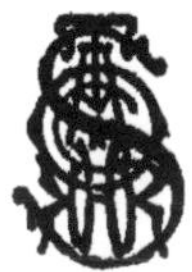

A. STORCK & Cie, IMPRIMEURS-ÉDITEURS. LYON
PARIS, 16, rue de Condé, près l'Odéon

1904

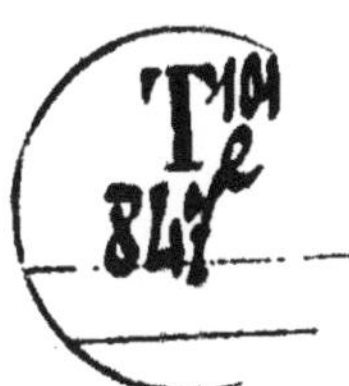

Dr A. CONDAMIN

DE

L'Hystérectomie vaginale

POUR

CANCER DU COL PENDANT LA GROSSESSE ET LES SUITES DE COUCHE

RÉSULTATS ÉLOIGNÉS

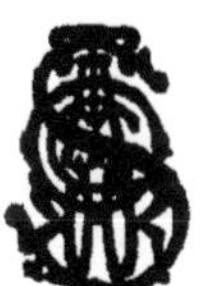

A. STORCK & Cie, IMPRIMEURS-ÉDITEURS. LYON
PARIS, 16, rue de Condé, près l'Odéon

1904

A LA MÉMOIRE DE MON PÈRE

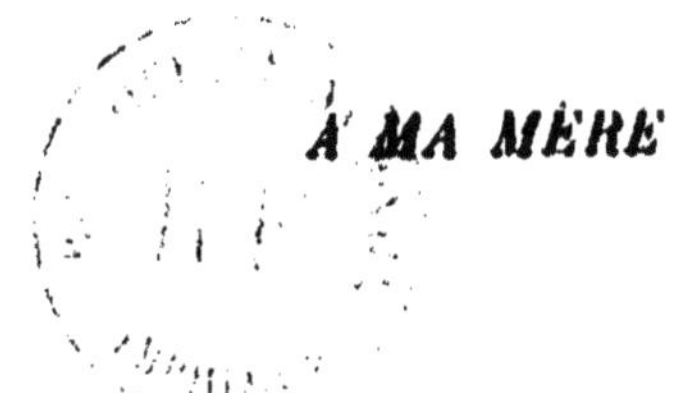

A MA MÈRE

A MON FRÈRE

Le Dr CONDAMIN, professeur agrégé

ET A MA BELLE-SŒUR

Témoignage de ma profonde reconnaissance

MEIS ET AMICIS

A MON PRÉSIDENT DE THÈSE

Le Professeur MAURICE POLLOSSON

Nous avons eu l'honneur et le plaisir de passer plusieurs semestres dans son service.

Nous le remercions du bienveillant accueil qu'il nous a toujours fait et de l'honneur qu'il nous fait aujourd'hui en acceptant la présidence de notre thèse.

A MES PREMIERS MAITRES :

Le Dr Commandeur, professeur agrégé, accoucheur des Hôpitaux ;
Le Dr P. Courmont, professeur agrégé, médecin des Hôpitaux ;
Le Dr Tixier, professeur agrégé, chirurgien des Hôpitaux.

A MES MAITRES DANS LES HOPITAUX

EXTERNAT

Le professeur M. Pollosson ;
Le Dr Gangolphe, chirurgien-major de l'Hôtel-Dieu ;
Le professeur Lépine ;
Le professeur Bondet.

INTERNAT (suppléances)

Le Dr Mouisset, médecin des Hôpitaux ;
Le Dr Garel, médecin des Hôpitaux ;
Le Dr Paviot, professeur agrégé, médecin des Hôpitaux.

INTERNAT

Le Dr Bret, médecin des Hôpitaux ;
Le Dr Rollet, professeur agrégé, chirurgien des Hôpitaux ;
Le Dr Bérard, professeur agrégé, chirurgien des Hôpitaux ;
Le professeur M. Pollosson ;
Le Dr Durand, professeur agrégé, chirurgien des Hôpitaux ;
Le Dr Villard, professeur agrégé, chirurgien des Hôpitaux ;
Le Dr Albertin, chirurgien des Hôpitaux ;
Le Dr Chappet, médecin des Hôpitaux.

Nos collègues et amis Rome et Sarvonat ont bien voulu nous aider dans nos traductions, nous les remercions de leur obligeance.

A MON FRÈRE, le Dr CONDAMIN

Professeur agrégé à la Faculté

Je dédie ce travail

C'est lui qui nous a constamment dirigé dans le cours de nos études depuis nos années de collège jusqu'à la fin de nos études médicales. Qu'il veuille bien accepter ce faible témoignage de notre vive et profonde reconnaissance.

C'est à lui que nous devons l'idée première de notre thèse. Il nous a fourni deux observations inédites de cancers du col opérés pendant la grossesse, et ses conseils nous ont permis de mener à bien notre modeste travail.

HISTORIQUE

La thérapeutique du cancer du col de l'utérus pendant la grossesse fut tout d'abord expectative et c'est l'abstention systématique que préconisent les anciens traités d'accouchement. C'est ainsi que l'on peut lire dans le *Traité des accouchements* de Charpentier, paru en 1883, les conclusions suivantes sur la thérapeutique du cancer du col pendant la grossesse :

« Attendre est pour nous, dans ces cas-là, règle absolue ; il faut se borner pendant la grossesse à combattre les hémorragies par des applications directes de perchlorure de fer, par des injections astringentes et antiseptiques, etc. »

Puis avec la période antiseptique commença la phase chirurgicale, pendant laquelle chirurgiens et accoucheurs préconisèrent les moyens radicaux, c'est-à-dire l'extirpation de l'utérus gravide cancéreux pour essayer de sauver la mère.

En 1894, Hernandez, dans les *Annales de Gynécologie* (1), adoptait des conclusions très fermes :

(1) Hernandez : Traitement du cancer de l'utérus gravide, *Annales de Gynécologie*, 1894.

« Chaque fois, dit-il, qu'une femme enceinte est reconnue atteinte d'un cancer utérin, si le cancer est opérable, on doit pratiquer l'extirpation totale de l'utérus sans retard, quel que soit l'âge de la grossesse. » De même en 1900, Gailly (1), dans une thèse faite sous l'inspiration de M. Auguste Pollosson, préconise une conduite semblable.

Dans ces derniers temps une réaction peut-être justifiée en partie par la malignité plus grande du cancer évoluant en même temps qu'une grossesse, mais surtout par un certain nombre de cas malheureux où les tentatives de cure radicale ont été suivies très rapidement d'une récidive qui amenait la mort de la malade peut-être plus rapidement que si on l'avait délibérément abandonnée à son malheureux sort, la récidive envahissant immédiatement le péritoine. Ces faits prouvent peut-être simplement qu'il faut limiter l'intervention aux cas peu avancés et pour lesquels on pourra espérer, autant que faire se peut, enlever tout le mal. Il nous semble, en effet, que l'abstention systématique et dans tous les cas, adoptée comme une règle absolue, ne saurait être admise sans discussion, tant qu'on n'aura pas prouvé que la récidive du cancer après l'opération radicale est absolument fatale. C'est précisément cette récidive fatale à laquelle croient MM. Bouilly, Pinard, Varnier, Champetier de Ribes, qui leur fait préconiser une thérapeutique d'abstention dans ces cas.

(1) Gailly : Thèse de Lyon, 1900. *Du cancer du col de l'utérus pendant la grossesse.*

Nous croyons utile de résumer la discussion qui eut lieu à ce sujet en 1901 devant la Société d'obstétrique et de gynécologie de Paris (1).

M. Bouilly : « Il faut dans ces cas-là se laisser guider par ce principe : une femme enceinte qui a un cancer de l'utérus est perdue, quelle que soit la thérapeutique que l'on tiendra. Il n'y a donc aucun avantage à supprimer une grossesse puisque la femme est forcément sacrifiée. Plus on va et plus on a de chances de continuation de la grossesse. Il n'y a qu'un des facteurs qui soit intéressant, c'est l'enfant. On le laissera se développer et on se contentera de l'opération la plus simple, etc. En résumé la conduite à tenir c'est l'abandon de la mère en faveur de l'enfant. »

M. Pinard est du même avis : « Pendant la grossesse, quel que soit son âge, l'expectation doit être la règle. »

MM. Varnier et Champetier de Ribes sont du même avis.

Enfin à Lyon, dans une thèse toute récente, l'auteur adopte la conclusion suivante : « Dans le cancer il faut laisser évoluer la grossesse et opérer le plus près possible du neuvième mois ou au début du travail (2). »

En somme, ceux qui préconisent l'expectation et l

(1) *Annales de Gynécologie*. 1901. Discussion sur le cancer du col compliqué de grossesse.

(2) Paul Dève : Thèse de Lyon 1904. *Combinaison de la césarienne et de l'hystérectomie abdominale totale dans les cancers et fibromes de l'utérus*.

sacrifice de la mère le font parce qu'ils considèrent celle-ci comme irrémédiablement perdue,qu'on laisse évoluer la grossesse ou qu'on pratique l'extirpation totale de l'utérus.

Or, ce pronostic absolument fatal pour la mère ne correspond pas absolumant à la réalité des faits, et si le pronostic du cancer est, de l'avis de la plupart des auteurs, aggravé par la grossesse, les chances d'une cure radicale par l'extirpation totale pratiquée de bonne heure ne sont cependant pas réduites à zéro. C'est là ce que démontre M. Hense, assistant de gynécologie à l'Université de Kœnigsberg, dans un travail qui a paru en 1901 (1). L'auteur a recherché quelles avaient été les suites opératoires de l'extirpation totale de l'utérus dans ces cas et quelle était la proportion des guérisons durables, et il considère comme telles les cas qui n'ont pas récidivé cinq ans après l'opération. L'auteur trouve ainsi une proportion de guérisons de 24 p. 100.

Nous avons l'intention dans ce travail de rechercher les cas publiés de grossesse et de cancer du col, pour lesquels on a pratiqué l'*hystérectomie vaginale*, laissant de côté tous les cas qui ont nécessité des interventions abdominales ou abdomino-vaginales, opérations qui sont ordinairement employées dans les cas où la néoplasie est plus étendue et n'est plus limitée seulement au col de l'utérus, et de rechercher les résultats de ces interventions par la voie vaginale.

(1) Konrad Hesse : De l'influence de la grossesse sur les suites éloignées de la cure radicale du cancer utérin. *Zeitsch. fur Geburtsh. und Gynækol.* 1901, t. XLVI.

Pour l'exécution de ces recherches, le travail de M. Hense nous a été d'un grand secours, par les indications bibliographiques qu'il nous a fournies et qui nous ont permis de retrouver les nombreuses observations publiées en Allemagne de cancers utérins opérés pendant la grossesse, observations que nous avons recherchées dans les travaux originaux des auteurs et que nous avons traduites ou fait traduire, ainsi que les résultats ultérieurs de ces opérations, résultats qui dans un certain nombre d'observations sont fournis par le chirurgien lui-même; mais dans d'autres cas l'observation ayant été publiée peu de temps après l'intervention le résultat ne s'y trouve pas indiqué. M. Hense pour ces cas a écrit aux différents opérateurs, ce qui lui a permis d'établir la statistique que nous avons citée plus haut.

PRONOSTIC DU CANCER DU COL COINCIDANT AVEC UNE GROSSESSE POUR LA MÈRE ET LE FOETUS

Avant de discuter le traitement du cancer du col au cours de la grossesse, il est un point qu'il serait tout d'abord nécessaire d'éclaircir et sur lequel malheureusement on est encore mal fixé, c'est celui des chances de vie que possède le fœtus contenu dans un utérus dont le col est envahi par la néoplasie, si on laisse la grossesse évoluer librement, car nous ne voulons pas discuter la question des interventions partielles, qui actuellement est jugée par les mauvais résultats qu'elles donnent aussi bien au point de vue de la mère qu'à celui du fœtus. Il est certain que celles-ci sont considérablement diminuées lorsque survient cette redoutable complication.

Le fœtus en effet est constamment menacé, d'abord par les avortements qui peuvent se produire à tout moment dans l'évolution de la grossesse, soit par suite des hémorragies qui peuvent suffire pour mettre la vie de la mère en danger, soit par les progrès de la néoplasie se propageant très rapidement jusqu'au corps utérin et on sait combien la marche du cancer est rapide dans ces tissus mous et très vasculaires des organes génitaux pendant la grossesse ; puis, dans le cas où la grossesse atteint son terme, par les redoutables accidents de dystocie qui peuvent se produire au moment de l'accouchement.

Sans nous faire beaucoup d'illusions sur la valeur des statistiques, il nous semble juste d'en tenir compte dans une certaine mesure. Différentes statistiques répondent aux questions que nous venons de poser :

1° Quelles sont les chances pour la grossesse d'arriver à son terme. D'après Cohnstein (1), le nombre des avortements est de 15 p. 100 et le nombre des accouchements prématurés, de 15 p. 100 également (et ceux-ci se produiraient d'après l'auteur surtout avant sept mois et demi, à un moment où la viabilité de l'enfant est encore très faible).

Les statistiques fournies d'autre part par Herman et Bar (2) concordent assez bien avec celle de l'auteur allemand. Bar estime en effet que la gestation n'arrive à son terme dans les cas de cancer du col que dans les 2/3 des cas, c'est-à-dire que l'avortement ou l'accouchement prématuré se produit dans 33 p. 100 des cas au lieu de 30 comme le prétendent les statistiques de Cohnstein.

2° Lorsque la grossesse évolue jusqu'à la fin, d'après Cohnstein (3), la mortalité du fœtus est de 36,2 p. 100; d'après Theilhaber (4), la mortalité serait encore plus forte : de 47 p. 100.

De sorte qu'au total, d'après Cohnstein, le nombre d'enfants nés vivants ne serait que de 34 p. 100, si on laisse évoluer la grossesse sans se préoccuper du cancer du col.

(1) Cohnstein : *Archiv für Gynækologie*, t. V, p. 366. Du cancer de l'utérus pendant la grossesse et les suites de couches.

(2) Bar : Thèse d'agrégation, Paris, 1886.

(3) Cohnstein : *Archiv für Gynækologie*, t. V.

(4) Theilhaber : *Archiv für Gynækologie*, t. LXVII. Du traitement du cancer de l'utérus pendant la grossesse et les suites de couches.

Nous pensons cependant que lorsque la grossesse arrive à son terme, et que l'accouchement ne peut se produire physiologiquement, en pratiquant la césarienne en temps opportun ce dernier chiffre pourrait être plus élevé ; quoi qu'il en soit, il n'est pas douteux que dans les cas de cancer du col sur utérus gravide les chances de vie du fœtus sont notablement réduites.

Pour la mère il est également certain que l'état gravide augmente la gravité du cancer et rend le pronostic encore plus sombre.

Les tissus utérins et périutérins, plus relâchés, plus vasculaires pendant la période de gestation et aussi pendant les quinze ou vingt jours qui suivent l'accouchement rendent plus facile le développement du cancer et la pénétration des cellules cancéreuses dans le tissu utérin et dans les voies lymphatiques considérablement hypertrophiées.

Tous les auteurs qui se sont occupés de cette question du cancer du col pendant la grossesse sont unanimes à reconnaître cette règle. M. Pinard a cependant rapporté devant la Société d'obstétrique et de gynécologie de Paris (1) une observation qui semble en contradiction avec cette loi :

Il s'agit d'une femme chez laquelle on avait constaté une petite tumeur néoplasique de la lèvre postérieure du col au moment de son accouchement à la clinique. Celle-ci quitta le service refusant toute intervention.

L'année suivante, dix-huit mois après environ, elle

(1) *Annales de Gynécologie*, 1901. Discussion sur le cancer du col sur utérus gravide.

accouchait de nouveau d'un enfant vivant, sans que sa tumeur ait augmenté notablement de volume.

Quelques autres observations semblables ont été publiées qui semblent infirmer la loi généralement admise. En tout cas, si on envisage ces cas au point de vue de la conduite à tenir dans le traitement du cancer du col du l'utérus gravide, ils sont tout en faveur d'une intervention radicale, qui a d'autant plus de chances d'être efficace que la néoplasie est moins maligne.

On a prétendu également que la femme enceinte atteinte de cancer utérin n'attachait aucune importance aux symptômes du néoplasme, mettant ceux-ci sur le compte de la grossesse, et que par conséquent le cancer dans les cas de gravidité était reconnu plus tardivement, à un moment où une thérapeutique efficace ne peut plus intervenir. Ce raisonnement n'est peut-être pas absolument juste, attendu que la tumeur cancéreuse peut être constatée par hasard au cours des examens que subit souvent la malade à l'occasion de sa grossesse, et que d'autre part, il semble bien que cette affection survient de préférence chez des multipares, qui ne manqueront pas vraisemblablement de s'inquiéter de symptômes anormaux, qu'elles n'ont pas constatés au cours de leurs grossesses antérieures.

Enfin il est un symptôme qui est signalé dans nombre de nos observations, et sur lequel les différents auteurs qui ont traité ce sujet ont bien insisté, ce sont les douleurs qui semblent bien, dans les cas de cancer coïncidant avec une grossesse, être plus intenses et en tout cas plus précoces.

Il est bien certain que ces symptômes anormaux, douleurs, hémorragies, ne manqueront pas d'inquiéter des multipares et de les engager à se faire examiner.

On a dit aussi que le cancer du col était plus difficile à diagnostiquer pendant la grossesse, parce qu'il était plus difficile d'atteindre celui-ci, et que si on constatait une tumeur, on avait plus de peine à en reconnaître les limites et à examiner les ligaments larges et les tissus périutérins.

En réalité, si cet examen est rendu plus pénible par l'élévation du col, il est facilité d'autre part par les voies d'accès qui sont plus souples, par la possibilité d'abaisser l'utérus dans l'intérieur du bassin, ce qui permet d'apprécier plus facilement les limites de la tumeur,

Enfin le contraste entre la mollesse des parties du col non envahies par la tumeur et la dureté de celle-ci, ne peut pas manquer d'attirer l'attention. Évidemment la grossesse imprime quelquefois à la tumeur cancéreuse un certain degré de ramollissement, surtout sur les bords. Néanmoins celle-ci conserve toujours à sa partie centrale une dureté spéciale qui ne peut manquer d'attirer l'attention.

En résumé, si le pronostic du cancer du col pendant la grossesse est aggravé d'une façon certaine par l'état des tissus, le développement considérable du système lymphatique, le diagnostic de l'affection peut souvent être fait assez tôt pour permettre de faire subir à la mère les chances d'une cure radicale si celle-ci est réellement possible, par l'extirpation totale de l'utérus gravide cancéreux.

OBSERVATIONS

Parmi ces observations un certain nombre concernent des cas où l'hystérectomie vaginale a été pratiquée peu de temps soit après l'accouchement, soit après l'avortement. Nous avons cru devoir faire rentrer ces cas dans notre étude car les conditions anatomiques ainsi que l'évolution du cancer sont les mêmes dans les deux cas.

OBSERVATION I

WINTER : Citée dans le rapport présenté par Olshausen devant la Société d'obstétrique et de gynécologie de Berlin, où la pièce a été présentée, publiée (1) dans le *Zeitschrift für Geb. und Gynækol.*, 1897, t. XXXVII, p. 9.

F. Krauss, trente-quatre ans, trois accouchements antérieurs. Dernières règles au milieu de mai 1889.

Le 2 juillet 1889, avortement spontané, à l'occasion duquel on découvre le cancer du col.

Hystérectomie vaginale le 24 juillet 1889 par le professeur Winter. La malade est actuellement (1897), sept ans et demi après l'opération, en bonne santé.

(1) OLSHAUSEN : *Cancer de l'utérus et grossesse.*

OBSERVATION II

WINTER : *Gynecol. Journal*, 1899. n° 306.
K. HENSE : *Z. f. G. und Gyn.*, 1901, t. LXVI.

X..., trente-deux ans, deux accouchements antérieurs. Grossesse de cinq mois. Cancer de la lèvre postérieure du col.

Hystérectomie vaginale le 28 juillet 1899.

Au mois d'avril 1901, la malade, examinée, ne présente pas de récidive, vingt et un mois après l'opération (Hense).

OBSERVATION III

WINTER : *Centralblatt für Gynækologie*, 1898, n° 19.

F. X..., trente-trois ans, huit accouchements antérieurs.

Cancer de la lèvre antérieure du col.

Hystérectomie vaginale quarante heures après l'accouchement, le 17 octobre 1897.

Fistule vagino-uretérale consécutive. Récidive deux mois après l'opération.

OBSERVATION IV

WINTER : *Gynec. Journal*, 1899, n° 353.

F. X..., trente-neuf ans, neuf accouchements antérieurs. Utérus gravide de trois mois. Cancer du col.

Hystérectomie vaginale le 19 octobre 1899. Récidive un an après l'opération. Mort.

OBSERVATION V

WINTER : *Gynecol. Journal*, 1898, n° 397.
K. HENSE (1) : *Z. f. G. u. G.*, t. LXVI, 1901.

Rosa Sch...., couturière, quarante-deux ans. Huit accouchements normaux, le premier il y a dix-huit ans, le dernier en novembre 1897.

(1) K. HENSE : *De l'influence de la grossesse sur les resultats éloignés de l'extirpation totale de l'utérus cancéreux.*

Les dernières règles apparurent fin janvier. Au milieu de février la malade remarqua un écoulement mélangé de sang puis bientôt hémorragies avec caillots qui ont continué jusqu'à ce jour et qui ne cessent que lorsque la malade garde le lit. Puis apparurent des douleurs dans les reins et dans le bas-ventre, qui ont persisté également jusqu'à maintenant.

Dans ces derniers temps la malade remarqua dans sa mamelle gauche une grosseur qui augmenta rapidement de volume.

État actuel. — Sur le côté interne de la mamelle gauche on trouve une tumeur de la grosseur d'une noix, très dure. Par-dessus la peau est bleutée, tendue, envahie par la néoplasie. Gros paquet ganglionnaire dans l'aisselle.

En outre par le toucher vaginal, on sent au niveau du col une tumeur friable et saignante. Dans le ligament large droit on sent un noyau dur de la grosseur d'une noix. Rien dans le ligament large gauche.

Diagnostic. — Cancer de la mamelle gauche. Cancer du col utérin. Grossesse de six mois.

Opération (Winter). le 27 juin 1899. — L'utérus est attiré en bas au moyen de pinces : l'utérus se laisse facilement mobiliser. Le cancer s'étend un peu sur le vagin du côté gauche. Curetage des masses cancéreuses ; cautérisation au Paquelin.

Du côté gauche on peut sectionner en tissu sain, de même à droite. Décollement de la vessie. Ouverture du cul-de-sac postérieur.

Section et hémostase des ligaments larges. Le col vient bien sous l'influence des tractions. Ouverture du cul-de-sac antérieur. Incision du col sur la ligne médiane jusqu'à l'orifice interne que le cancer ne dépasse pas.

Rupture des membranes. Version et extraction d'un fœtus vivant de six mois. Puis on achève l'hystérectomie. L'utérus, très mou, s'enlève sans difficulté.

Quelques jours après, extirpation du cancer du sein et du paquet ganglionnaire.

Mort de la malade quatre mois après de récidive de son cancer utérin.

OBSERVATION VI

WINTER : *Journal de Gynécologie*, juillet 1898, n° 397.

Anna B..., trente-quatre ans. Dix accouchements normaux. Dernières règles au mois de novembre 1897.

Depuis février 1898, la malade saigne fréquemment et irrégulièrement. Dans ces derniers temps, hémorragie avec caillots.

Douleurs de temps en temps à gauche depuis le début de la grossesse.

Grossesse de huit mois.

Sur la lèvre antérieure du col, tumeur de la grosseur d'un œuf de poule, bosselée et présentant une consistance friable.

La lèvre postérieure est libre ainsi que les ligaments larges.

Opération le 1er août 1898 (Winter). — La lèvre postérieure ainsi que la partie saine de la lèvre antérieure sont saisies avec des pinces ; l'utérus est abaissé. Nettoyage et cautérisation de la tumeur au Paquelin.

Ouverture du cul-de-sac antérieur sur les limites de la vessie. Ouverture du cul-de-sac postérieur. Section des ligaments larges. Hémorragie que l'on arrête au moyen de pinces. Le col s'abaisse. On sectionne au couteau du Paquelin le cancer suivant la ligne médiane de la paroi antérieure.

Rupture de la poche des eaux ; version et extraction de l'enfant qui est profondément asphyxié et que l'on ne parvient pas à ranimer.

On achève l'hystérectomie.

La mort de l'enfant est attribuée par l'opérateur à la ligature des deux utérines.

Récidive six mois après l'opération.

Donc, parmi les six cas publiés par le professeur Winter, nous avons quatre récidives, un cas de cure radicale (obs. I) et un cas douteux (obs. II).

OBSERVATION VII

HOFMEIER : *Deutsch med. Woche*, 1887, n° 19 ; in article KULTENBERG (1), *Z. f. G. und G.* t. XXIII, page 115.

F. Es..., trente-six ans, grossesse de trois mois. Cancer du col au début, portant sur la lèvre postérieure. Les ligaments larges sont libres. Le 13 février 1887, hystérectomie vaginale (Hofmeier). La pièce a été présentée devant le Congrès de chirurgie le 16 avril 1887. La malade est revue en juin 1891, quatre ans et demi après l'opération, et n'a pas de récidive.

OBSERVATION VIII

HOFMEIER : Observation rapportée dans un article de OTTO FRANQUÉ (2).

F.-M. Br..., trente-neuf ans, trois accouchements antérieurs. Depuis trois mois, hémorragies irrégulières. Grossesse de deux mois. Cancer du col en chou-fleur ayant envahi les trois cinquièmes de celui-ci. Hystérectomie vaginale le 25 octobre 1892 (Hofmeier). Récidive trois mois après.

OBSERVATION IX

HOFMEIER : in article FRANQUÉ.

F. G..., trente-six ans, quatre accouchements antérieurs. Le dernier en janvier 1896. Hémorragies. Cancer du col.

(1) KULTENBERG : *Sur les résultats éloignés de l'hystérectomie vaginale dans le cancer du col.*

(2) OTTO FRANQUÉ : *Z. für G. und Gynækologie*, tome XLIV. Du cancer du col de l'utérus et de son traitement par l'hystérectomie vaginale.

Hystérectomie vaginale quelques jours après son accouchement. Mort de la malade deux jours après l'opération.

OBSERVATION X

HOFMEIER : in article FRANQUÉ (1).

F.-H. U...., trente ans, huit accouchements antérieurs. Le dernier en juillet 1895. Au mois d'août on constate un cancer du col. Hystérectomie vaginale (Hofmeier). Récidive deux mois après l'opération.

OBSERVATION XI

HOFMEIER : In article FRANQUÉ (2).

F.-M. J...., trente-sept ans, douze accouchements antérieurs. Douze jours après son dernier accouchement, hémorragie vaginale. On constate une tumeur de la lèvre antérieure du col. Hystérectomie vaginale (Hofmeier), un mois après son accouchement, le 19 août 1899.

Revue pendant l'automne 1900, un an après, pas de récidive (Hense) (2).

OBSERVATION XII

HOFMEIER : *Ibidem.*

F.-G. G...., trente ans, sept accouchements antérieurs. Depuis janvier 1894, hémorragies vaginales. Tumeur de la lèvre postérieure du col de la grosseur d'une petite pomme. Grossesse de trois mois. Hystérectomie vaginale le 29 mai 1894 (Hofmeier). Récidive six mois après l'opération.

OBSERVATION XIII

HOFMEIER : *ibidem.*

F. D.. , trente-deux ans. Cinq accouchements antérieurs. Depuis neuf mois, hémorragies vaginales. Tumeur cancé-

(1) *Loc. cit.*
(2) HENSE : *loc. cit.*

reuse de la partie droite du col. Grossesse de deux mois. Hystérectomie vaginale le 11 novembre 1891 (Hofmeier).

Récidive neuf mois après l'opération.

Donc, sur les sept cas de Hofmeier, on a une mort post-opératoire, quatre récidives, un cas que l'on peut considérer comme cure radicale (obs. VII), un cas douteux (obs. XI).

OBSERVATION XIV

Olshausen. — Les pièces se rapportant aux observations suivantes ont été présentées par Olshausen devant la Société d'obstétrique et de gynécologie de Berlin le 12 mars 1897 et ces observations ont été publiées par lui (1).

X..., primipare, trente-six ans, utérus gravide de quatre mois. Cancer du col. Hystérectomie vaginale le 26 juillet 1894 (Olshausen).

Revue en janvier 1901, la malade est en bonne santé, sept ans après l'opération (Hense).

OBSERVATION XV

F. H..., trente-huit ans, cinq accouchements antérieurs. Dernières règles le 29 août 1890. Opération le 23 juin 1891 (Olshausen), dix-sept jours après un accouchement à terme. Hystérectomie vaginale pour cancer du col. L'opérateur apprend, par une lettre de son médecin en 1897, six ans après l'opération, que la malade est en bonne santé.

OBSERVATION XVI

Femme Sholbach, vingt-six ans, trois accouchements antérieurs. Dernières règles le 16 janvier 1890. Le 28 mai, le bord

(1) Olhausen : Cancer de l'utérus et grossesse, *Z. f. G. und Gynæk.* 1897, t. XXXVII.

de l'utérus s'élève à deux travers de doigt au-dessous de l'ombilic. On constate un cancer de la lèvre antérieure du col, la lèvre postérieure est libre dans les deux tiers de sa longueur, mais le canal cervical est envahi jusqu'au niveau de l'orifice interne. Le 28 mai, cautérisation de la tumeur avec une solution de chlorure de zinc à 30 p. 100. Le 13 juin 1890, hystérectomie vaginale (Olshausen). La malade est encore maintenant, en février 1897, en bonne santé, par conséquent six ans et neuf mois après son opération.

OBSERVATION XVII

F. Hirschfeld, vingt-neuf ans, trois accouchements antérieurs. Le dernier le 15 juin 1892. Hémorragies vaginales.

Examen de la malade. — Tumeur en chou-fleur de la grosseur d'une grosse noix sur la lèvre antérieure du col. La lèvre postérieure est libre. L'utérus est gros et mou.

Le 29 octobre 1892, avortement spontané suivi de fièvre. Hystérectomie vaginale dix jours après (Olshausen). Six mois après, la malade est en pleine récidive.

OBSERVATION XVIII

F. Str..., quarante-quatre ans, quatorze grossesses. Dernières règles vers le milieu de février 1893. Entrée le 28 juin 1893. Sur le côté droit du col utérin, ulcération qui a les caractères d'un épithélioma. Avortement d'un fœtus de 25 centimètres de long huit jours après, le 14 juillet 1893. Hystérectomie vaginale (Olshausen).

Trois ans après récidive.

OBSERVATION XIX

F. Troppens, vingt-huit ans, cinq accouchements antérieurs. Le dernier le 23 septembre 1890. Depuis, aucune menstruation n'est survenue. Entrée le 21 juin 1893. Utérus gravide de six mois.

On provoque l'avortement et on pratique l'hystérectomie vaginale (Olshausen). Récidive cinq mois après.

OBSERVATION XX

F. Hostedt, quarante et un ans. Cancer du col. Accouchement d'un enfant mort. Deux jours après, hystérectomie vaginale (Olshausen). Récidive trois mois après.

OBSERVATION XXI

F. Gütmacker, trente-neuf ans, sept accouchements antérieurs. Depuis avril 1896, règles irrégulières. Cancer de la lèvre postérieure du col s'étendant dans l'intérieur du canal cervical, le long de la paroi postérieure, et aussi à la paroi postérieure du vagin.

Opération le 7 novembre 1896 (Olshausen). — Hystérectomie vaginale. L'utérus enlevé correspondait à une grossesse de six mois environ, et pesait 1.900 grammes. Le fœtus avait 31 centimètres de long. La malade revue le 18 juin 1897, c'est-à-dire sept mois après son opération, était sans récidive.

OBSERVATION XXII

Observation rapportée par Hense (1).

X..., trente-six ans. Utérus gravide de deux mois, cancer du col. Hystérectomie vaginale (Olshausen), le 13 février 1887. Revue en juin 1891, quatre ans et demi après son opération, la malade est bien portante.

OBSERVATION XXIII

Rapportée par Hense.

X..., trente-sept ans, sept accouchements antérieurs.

Cancer du col. Grossesse de cinq mois. Hystérectomie vaginale le 18 novembre 1895 (Olshausen).

(1) Hense : Z. *f. G. und Gynækologie*, tome XLVI.

Récidive cinq mois après l'opération.

Donc, sur ces dix observations du professeur Olshausen, nous trouvons cinq récidives, quatre cas où on est en droit d'espérer la cure radicale, puisqu'il n'y avait pas de récidive après un laps de temps minimum de quatre ans (observations XIV, XV, XVI, XXII) et un cas douteux (observation XXI).

OBSERVATION XXIV

BRENNEKE : in thèse de Mohr (1), thèse de Halle, 1889.

F. X..., trente-huit ans, sept accouchements antérieurs. Dernières règles le 20 décembre 1886.

Depuis plusieurs mois hémorragies vaginales en dehors du moment des règles. Le 21 février, elle venait se faire examiner se plaignant de douleurs de reins.

On constate un cancer du col. La lèvre antérieure est ulcérée et bosselée. Le bord et la base de celle-ci sont durs, infiltrés. Cette tumeur s'étend le long de la paroi antérieure dans l'intérieur du canal cervical. Un morceau de cette tumeur fut enlevé et on pratiqua l'examen microscopique. Il s'agissait bien d'un épithélioma. Grossesse de deux mois environ. Hystérectomie vaginale le 17 février 1887. La malade revue en 1889, deux ans après, n'a pas de récidive et se réjouit de son excellente santé.

OBSERVATION XXV

BRENNEKE : in thèse de Mohr.

F. H..., trente-trois ans, quatre accouchements antérieurs. Grossesse de trois à quatre mois.

Cancer du col ayant déjà envahi une partie de la paroi vaginale. Hystérectomie vaginale (Brennecke). Récidive deux mois après l'opération.

(1) Mohr : *De l'hystérectomie vaginale pour cancer du col pendant la grossesse.*

OBSERVATION XXVI

THIEM : in thèse de Mohr, *Deuts. Frauenarzt*, juillet 1886.

F. X..., quarante et un ans. Utérus gravide de deux mois et demi. Hémorragies vaginales. Douleurs dans le bas-ventre et dans les reins. Cancer du col.

Hystérectomie vaginale, le 3 août 1883 (Thiem). Récidive et mort de la malade deux ans et neuf mois après l'opération.

OBSERVATION XXVII

KALTENBACH : in thèse de Mohr.

F. B..., trente-neuf ans. Dix accouchements antérieurs. Grossesse de quatre mois. Cancer du col. Hystérectomie vaginale (Kaltenbach). Récidive et mort un an et demi après l'opération.

OBSERVATION XXVIII

LANDAU : in thèse de Mohr.

F. J..., trente-deux ans. Deux accouchements antérieurs et une fausse couche. Utérus gravide d'un mois et demi. Dans ces derniers temps, hémorragies vaginales. Cancer du col. Hystérectomie vaginale (Landau). La pièce a été présentée par le Dr Gottschalk devant la Société d'obstétrique et de gynécologie de Berlin le 14 mai 1887 (1). Jusqu'à 1889, deux ans après, le cancer n'a pas récidivé. En 1900, treize ans après l'opération, la malade est en bonne santé (Hense).

OBSERVATION XXIX

LANDAU : *Deutsch m. W.*, 1893, n° 18. HENSE : *Z. f. G. und G.*, t. LXVI.

X..., quarante-neuf ans. Dix accouchements antérieurs.

(1) L'examen microscopique montra qu'il s'agissait d'un épithélioma pavimenteux.

Grossesse de trois mois. Cancer du col. Hystérectomie vaginale. Récidive et mort de la malade deux ans et demi après l'opération.

OBSERVATION XXX

J. Greig Smith Bristol : in thèse de Mohr. ; in *Lancet*, 1897, I, p. 14.

X..., quarante-quatre ans, huit enfants.

Utérus gravide de six à huit semaines.

L'examen fait constater une tumeur en chou-fleur du col, saignant facilement et siégeant surtout sur la lèvre postérieur. Hystérectomie vaginale (Smith Bristol).

Aucun renseignement sur le résultat ultérieur.

OBSERVATION XXXI

Fehling (2) : *Münchener medicinische Wochenschrift*, 1897, t. LXVII.

F.-L. K..., vingt-neuf ans, entre à la clinique le 10 septembre 1894. Cinq accouchements antérieurs. Dernières règles en juin 1894. Depuis le mois d'avril, écoulement de sang à la suite du coït. Pas de douleurs, mais amaigrissement notable. Le col présente une tumeur dure, de la grosseur d'une noix, saignant facilement et de laquelle on peut detacher de petits fragments. Utérus mou. Les ligaments larges sont libres.

Diagnostic. — Cancer du col. Grossesse de deux mois.

Le 11 novembre 1894. – Ablation totale de l'utérus et des annexes par la voie vaginale (Fehling).

En 1897, l'opérateur apprend par une lettre de son médecin que la malade est bien portante. Le 9 mai 1900, la malade est en bonne santé, par conséquent cinq ans et demi après l'opération (Hense).

(1) Fehling : *De la conduite du chirurgien dans les cas de cancer de l'utérus coïncidant avec la grossesse.*

OBSERVATION XXXII

FEHLING : *Ibidem.*

F.-W. Sch..., entrée le 14 juillet 1897, trente-huit ans, neuf accouchements antérieurs. Dernier accouchement le 22 mai 1897. Depuis son accouchement, elle éprouve de violentes douleurs de reins. Le 1er juin, elle eut une hémorragie grave. Son médecin constate une tumeur et nous l'envoie.

Diagnostic. — Cancer de la lèvre antérieure du col.

Le 8 juin 1897. — Hystérectomie vaginale (Fehling). L'examen microscopique montra qu'il s'agissait d'un épithélioma pavimenteux. Départ de la malade le 14 juillet. Depuis elle est en bonne santé.

Le 7 mars 1900, la malade est bien portante (Hense), par conséquent deux ans et neuf mois après l'opération.

OBSERVATION XXXIII

FRITSCH (1) : *Centralblatt für Gynækologie*, 1898, n° 1.

F.-M. C..., quatre accouchements antérieurs normaux. Dernières règles en novembre 1896. Premiers mouvements du fœtus en mars. Pendant toute la durée de sa grossesse, hémorragies irrégulières et peu abondantes.

État de la malade le 25 juillet 1896. — Personne assez bien portante. La tête de l'enfant est mobile au-dessus du bassin. La partie antérieure du col présente une tumeur de nature cancéreuse non douteuse. On peut enfoncer le doigt dans cette masse qui occupe la lèvre antérieure et s'étend sur le côté droit jusqu'à la lèvre postérieure. Quant au côté gauche du col, il est absolument intact. J'avais l'intention de faire le lendemain l'opération césarienne, suivie de l'extirpation abdominale de l'utérus cancéreux. La malade fut préparée

(1) FRITSCH : *Sur un cas d'hystérectomie vaginale pour cancer du col, à la fin de la grossesse.*

pour subir cette intervention; mais dans la nuit elle prit des douleurs et quand j'arrivai la dilatation avait un diamètre de 6 centimètres, et l'examen montrait que le col était dilatable.

Terminaison de l'accouchement au forceps, délivrance artificielle. Enfant vivant de 49 centimètres de long et pesant 2.300 grammes. Hystérectomie vaginale (Fritsch).

Après l'opération la malade fut très affaiblie, ce qui n'avait rien d'étonnant, vu la quantité de sang qu'elle avait perdue.

L'examen pratiqué ensuite montra qu'il s'agissait bien d'un cancer.

Actuellement, en 1898, un an après l'opération nous apprenons par son médecin qu'elle n'a pas de récidive.

En 1901, trois ans et neuf mois après l'opération, elle est en bonne santé (Konrad Hense).

OBSERVATION XXXIV

Fritsch, thèse de Kunschert, Bonn, 1896.

F. X..., trente-cinq ans, huit accouchements antérieurs. Cancer du col. Grossesse de deux mois. Hystérectomie vaginale.

Un an après l'opération, la malade est en bonne santé (Hense).

OBSERVATION XXXV

Dohrn, in thèse Arlat (1), Kœnigsberg, 1894.

F.-E. K..., trente ans, deux accouchements antérieurs, le dernier il y a deux mois Après l'expulsion du placenta, il se produisit une très forte hémorragie. Les règles ne sont pas revenues, mais seulement un suintement sanguinolent. Le

(1) Arlat : *De l'hystérectomie vaginale pour tumeur maligne de l'utérus.*

col est épaissi par une tumeur bosselée, friable. Les ligaments larges sont libres.

Diagnostic. — Cancer du col.

Hystérectomie vaginale (Dohrn), le 10 septembre 1891. En 1892, la malade revue ne présente aucune récidive dans sa cicatrice.

Hense, en 1901, dix ans après l'opération, apprend par une lettre de son médecin qu'elle est bien portante, pesant 93 kilogrammes.

OBSERVATION XXXVI

Dohrn, in thèse de Stoeckel (1), Kœnigsberg, 1896, observation XVI.

F.-L. M..., vingt-six ans, trois accouchements normaux, le dernier le 19 mai 1894.

Douleurs dans le bas-ventre et dans les reins ; amaigrissement notable.

Examen. — Sur la lèvre postérieure du col, on sent une tumeur friable, saignant facilement. Les ligaments larges sont libres. Grossesse de trois mois.

Hystérectomie vaginale (Dohrn) le 15 novembre 1894.

Récidive un an et demi après l'opération (Hense).

OBSERVATION XXXVII

Theilhaber (2) : *Arch. für Gynækologie,* t. XLVII, 1894 ; *Annales de Gynécologie*, 1894 (Hernandez).

F. R..., trente-six ans, six accouchements antérieurs. Grossesse actuelle à cinq mois et demi environ. Depuis quatre mois, hémorragies vaginales assez abondantes.

Portion vaginale du col transformée dans ses quatre cinquièmes environ en une masse en chou-fleur.

(1) Stoeckel : *De l'hystérectomie vaginale.*

(2) *Du traitement de l'utérus cancéreux pendant la grossesse et les suites de couches.*

Portion supra-vaginale indemne semble-t-il.

Hystérectomie vaginale totale, après accouchement prématuré artificiel (20 juillet 1893). (Theilhaber). — Elle fut aisée en raison de la laxité que l'accouchement avait laissée aux organes (vagin, appareil de contention de l'utérus). Suites opératoires compliquées de fièvre pendant les huit premiers jours.

La malade est revue dix mois après l'opération, elle est en bonne santé, mais la cicatrice vaginale est trouvée épaissie et probablement il s'agit d'un début de récidive.

Cette observation est rapportée par Hense, *Z.f. G. u. G.*, 1901. La malade est en bonne santé à ce moment, huit ans après l'opération. Il s'agissait d'une induration inflammatoire.

OBSERVATION XXXVIII

BECKMANN (1) : *Z. f. G. u. G.*, 1896, t. XXIV, p. 51.

F. P..., quarante-sept ans, cinq accouchements antérieurs. A partir du commencement de la grossesse écoulement séreux et sanguinolent. Diagnostic : cancer du col. Hystérectomie vaginale pratiquée le 11 novembre 1893. On constate que l'utérus est gravide de deux mois.

Guérison sans complication.

Récidive un an après l'opération (Hense).

OBSERVATION XXXIX

BECKMANN : *Z. f. G. und G.*, t. XXIV, p. 60, rapporte l'observation suivante pratiquée par le chirurgien RYMSZA (Saint-Pétersbourg).

F. P..., âgée de trente-huit ans, neuf accouchements antérieurs. Cancer du col. Accouchement d'un enfant vivant, à

(1) *Cancer du col de l'utérus compliquant la grossesse ou les suites de couches.*

terme, de 3.900 grammes. L'accouchement se fit spontanément.

Pendant toute la durée du travail, écoulement de sang léger, mais continu.

Le 19 juillet, quinze jours après l'accouchement, on extirpe et on cautérise au Paquelin la néoplasie, puis on pratique l'hystérectomie vaginale qui fut particulièrement facile.

Récidive deux ans et demi après l'opération (Hense).

OBSERVATION XL

MITTERMAIER (1) : *C. f. G.*, 1898, n° 1.

F. X..., quarante-sept ans, dix-huit accouchements normaux antérieurs. Quatre fausses couches. Le début de la grossesse actuelle remonte au commencement de décembre 1896. A plusieurs reprises, hémorragies.

Au commencement de mai 1897, elle accoucha d'un enfant mort, correspondant à une grossesse de six mois environ ; la délivrance ne se fit pas et lorsqu'elle arriva un soir à notre clinique elle avait une température de 40°1.

On constate un cancer du col.

Délivrance artificielle.

Le lendemain, hystérectomie vaginale, la malade ayant encore 39°.

Après l'opération la température tomba.

Récidive du cancer six mois après.

OBSERVATION XLI

MITTERMAIER : *Idem*.

X..., quarante-trois ans, huit accouchements antérieurs. Le début de la grossesse au commencement de mars 1897. Depuis le mois de juin, hémorragies vaginales.

(1) *Du traitement de l'utérus cancéreux pendant la grossesse.*

Lorsque je vis la malade, elle était enceinte de sept mois ; le fonds de l'utérus était à égale distance de l'ombilic et du rebord costal.

L'enfant était vivant.

Cancer du col portant sur le bord gauche et s'étendant sur les lèvres postérieure et antérieure.

Le bord droit était intact, ainsi que le canal cervical.

Le 17 septembre 1897. — Opération césarienne vaginale. On retire un enfant vivant, mais il mourut bientôt après.

Suites opératoires normales.

L'enfant avait 38 centimètres de long et pesait 1.450 grammes.

En avril 1901, trois ans et demi après l'opération, la malade est en bonne santé. (Hense).

OBSERVATION XLII

SEIFFART (1) : *C. f G.*, 1898, n° 5.

Césarienne vaginale suivie d'hystérectomie vaginale dans un cas de cancer du col d'un utérus gravide à terme.

F.-L. C..., trente-sept ans, nombreux accouchements antérieurs. Mère morte d'un cancer d'estomac. Dernières règles le 2 mars. Personne d'apparence bien portante, pas de température, pas d'albumine.

Depuis six mois, hémorragies peu abondantes. Grossesse près du terme. Tumeur de la lèvre postérieure du col, laquelle est transformée en une masse dure ; sur la lèvre antérieure, sur une étendue de 2 cent. 5, on trouve le col élastique et mou. Tout le reste du col est dur, infiltré.

En dehors du col, la muqueuse vaginale et les ligaments larges ne sont en rien touchés par le cancer.

Le 2 décembre, opération. Nettoyage du cancer et cautérisation, désinfection du vagin, etc.

(1) *Césarienne vaginale et hystérectomie vaginale dans un cas de cancer de l'utérus à la fin de la grossesse.*

Section en avant de la lèvre antérieure, séparation de la vessie. Section de la paroi antérieure du col et de l'utérus jusqu'à ce qu'on atteigne le niveau de la tête. Rupture de la poche des eaux. Forceps suivant le diamètre occipito-frontal, puis lorsque la tête est un peu descendue et a tourné, prise suivant le diamètre bitemporal. On peut extraire l'enfant, en état de mort apparente. On le ranime bientôt par quelques mouvements de respiration artificielle.

L'enfant est bien à terme. C'est un garçon qui a 53 centimètres de long et pèse huit livres.

Injection d'ergotinine, puis hystérectomie vaginale.

La mère mourut deux jours après l'opération.

OBSERVATION XLIII

SCHAUTA (1) : *C. f. G.* 1898, n° 29.

Femme X..., enceinte de sept mois, vient me trouver parce qu'elle fait des caillots et qu'elle a des hémorragies vaginales. Elle avait un cancer du col qui était opérable. Schauta ne crut pas devoir attendre la fin de la grossesse (elle était enceinte de huit mois) à cause de la croissance rapide du néoplasme et après Winter et Hegar il fit la césarienne vaginale. Le col fut tiré en bas ; incision circulaire tout autour du col. Séparation de la vessie de l'utérus, ouverture du péritoine postérieur. Hémostase et section des ligaments larges droit et gauche.

Incision des parois antérieure et postérieure de l'utérus, jusqu'à ce qu'on puisse retirer l'enfant en faisant la version puis on achève l'ablation de l'utérus.

L'enfant, de 40 centimètres de long, vécut peu de temps.

Récidive deux ans après par un cancer de la vulve (Hense).

(1) *De la césarienne vaginale.*

OBSERVATION XLIV

Acconci (Gênes) (1) : *C. f. G.*, 1900, n° 27.

Acconci opéra en juillet 1895 un utérus gravide de sept mois compliqué de cancer du col.

Incision circulaire autour du col ; séparation de la vessie : ouverture du cul-de-sac péritonéal antérieur. Ouverture du Douglas, puis incision et hémostase des ligaments larges pour permettre l'abaissement de l'utérus.

Puis incision médiane de l'utérus en avant et en arrière, ouverture de la poche des eaux et extraction du fœtus par la version. Délivrance, etc., puis hystérectomie vaginale. L'hémorragie pendant le cours de l'opération ne fut pas très considérable. La malade mourut cinq jours après l'opération.

Quant au fœtus, l'auteur n'en parle pas.

OBSERVATION XLV

Lœblein : *C. f. G.*, 1891, n° 10.

F. Haborn, quarante-trois ans, quatre accouchements antérieurs. Hémorragies pendant le cours de sa grossesse.

Examen. — Grossesse de neuf mois.

La lèvre antérieure du col est un peu épaissie et dure ; sur la paroi postérieure du col on trouve une tumeur de nouvelle formation, dure, de la grosseur d'un œuf et qui s'étend du côté du vagin et du canal cervical.

L'accouchement peut se faire à l'aide d'une application de forceps. Enfant vivant de 2.500 grammes.

Hystérectomie vaginale dix-huit jours après l'accouchement.

Récidive six mois après l'opération.

(1) Acconci : *De la césarienne vaginale.*

OBSERVATION XLVI

LUDVIG : *C. f. G.*, 1899, n° 15. Compte rendu de la séance du 15 décembre 1898 de la Société d'obstétrique et de gynécologie de Berlin.

F. Y..., trente-trois ans. Grossesse de quatre mois. Hémorragies. Cancer du col.

Hystérectomie vaginale en novembre 1898. D'après des nouvelles reçues en janvier 1899, il y a très probablement une récidive dans la cicatrice vaginale.

Récidive et mort (Hense).

OBSERVATION XLVII

CHROBAK (1) : *C. f. G.*, 1897, n° 37.

F.-N. N..., âgée de quarante et un ans, huit accouchements antérieurs normaux.

En mars 1896, elle fut réglée régulièrement pour la dernière fois. En avril elle commença à avoir des hémorragies irrégulières, surtout quand la malade exécutait des travaux pénibles. Le 2 février 1897, elle sentit les mouvements du fœtus. Jusque-là elle avait ignoré son état gravide.

Douleurs de reins, hémorragies en caillot. Malgré tout elle ne consulta aucun médecin et c'est seulement le 22 juin 1897 qu'elle fut visitée à la clinique. On constata une grossesse près du terme.

Le vagin est rempli par une masse de la grosseur d'un poing d'homme ayant tous les caractères d'une tumeur cancéreuse, se laissant déchirer et saignant très facilement. Comme l'examen était difficile, la malade qui était préparée à toute éventualité fut endormie ; on enleva la plus grosse

(1) CHROBAK : *De l'hystérectomie vaginale pour cancer pendant la grossesse.*

partie de la tumeur. On reconnut alors une tumeur de la partie droite et antérieur du col. La partie gauche du col était restée intacte et par là on pouvait atteindre la poche des eaux.

Ablation de tout ce qu'on peut enlever de la tumeur et cautérisation au thermo-cautère. Comme la partie du col qui n'était pas envahie par le cancer nous parut dilatable, que l'extraction par cette voie paraissait possible, on fit la version et l'extraction qui ne fut pas trop difficile. Enfant vivant, de 47 centimètres de long et pesant 2.520 grammes. Comme l'examen du paramétrium nous fait reconnaître son intégrité, nous pratiquons immédiatement l'hystérectomie vaginale. Récidive six mois après (Hense).

OBSERVATION XLVIII

CHROBACK : *C. f. G.*, 1898, page 726.

Cancer du col. Utérus gravide. Hystérectomie vaginale. Deux ans après, récidive dans la cicatrice. Nouvelle opération. Mort de péritonite cancéreuse.

OBSERVATION XLIX

HEGAR : Rapportée par le Dr Alterthum (1), *C. f. G.*, 1897, n° 27.

F. X..., quarante-trois ans, cinq accouchements antérieurs. Grossesse de six mois. Le fond de l'utérus remonte à 3 ou 4 centimètres au-dessus de l'ombilic. Hystérectomie vaginale, après l'extirpation du contenu de l'utérus. L'examen microscopique de la tumeur montre qu'il s'agit d'un épithéliome pavimenteux du col.

Récidive trois ans et neuf mois après (Hense).

(1) ALTERTHUM : *De l'hystérectomie vaginale pour cancer de l'utérus au huitième mois de la grossesse.*

OBSERVATION L

PFANNENSTIEL : in article de RECKMANN, *C. f. G.*, 27 novembre 1897, tome XLVII. — In thèse de GAILLY, thèse de Lyon, 1900.

F. X..., trente six ans, nombreux accouchements antérieurs. Dernière menstruation le 14 novembre 1896. Pendant le cours de la grossesse, nombreuses hémorragies vaginales.

Grossesse au sixième mois. Cancer du col, s'étendant un peu sur la paroi vaginale postérieure.

Le 3 avril 1897, hystérectomie vaginale pratiquée par le professeur Pfannenstiel.

Un an après l'opération, récidive (Hense).

OBSERVATION LI

THORN (1)

Femme H..., âgée de quarante ans, sept accouchements antérieurs. Dernières règles au commencement d'octobre 1897. Depuis décembre, pertes sanguinolentes ; depuis mai 1898, fortes hémorragies.

État présent. — Grossesse à terme, grosse tumeur en chou-fleur, ulcérée, de la grosseur d'un petit poing, sur la lèvre postérieure du col. La muqueuse vaginale ainsi que le parametrium sont libres.

Opération le 5 juillet 1898. — Désinfection et cautérisation de la tumeur. Section antérieure et séparation de la vessie du col, puis incision de celui-ci suivant la ligne médiane. Rupture de la poche des eaux. Application de forceps et extraction d'un enfant vivant, au moyen de quelques vigoureuses tractions. Puis après la délivrance, extirpation totale

(1) *Munchener medicinische Wochenschrift*, n° 21. Thérapeutique du cancer de l'utérus à la fin de la grossesse.

de l'utérus par la voie vaginale, qui fut particulièrement facile. La mère se rétablit normalement et l'enfant s'est bien développé. En mai 1899, il n'y a pas de récidive.

En 1901, deux ans et neuf mois après l'opération, la malade est en bonne santé (Hense).

OBSERVATION LII

JABREIS : *C. f. G.*, page 349.

X..., secundipare. Grossesse de huit mois, cancer de la lèvre antérieure du col, qui s'étend en partie à la lèvre postérieure.

Le 4 juin 1898, césarienne abdominale, puis extirpation vaginale de l'utérus.

Enfant vivant.

En octobre 1900, deux ans après l'opération, la malade est en bonne santé (Hense).

OBSERVATION LIII

WERTH : thèse de GROS, Kiel, 1900.

Marie M..., trente ans, deux accouchements antérieurs.

Cancer du col. Grossesse de six mois.

Hystérectomie vaginale le 6 novembre 1899.

Récidive un an et demi après.

OBSERVATION LIV

DELANGLADE : *Annales de Gynécologie*, 1901.

Marie-Louise M..., vingt-sept ans, une seule grossesse il y a quatre ans, accouchement normal.

Il y a deux mois, hémorragie abondante. Cette hémorragie a persisté avec alternatives de diminution et d'augmentation jusqu'à ces derniers jours.

Toucher vaginal : Col transformé en un énorme champignon. Grossesse de quatre mois. Hystérectomie vaginale par hémisection, puis extirpation préalable du fœtus. Quelques mois après, récidive.

Observations dont nous n'avons pu trouver les mémoires originaux, mais qui sont rapportées dans le travail de Hense, *Z. f. G. und G.*, t. XLVI.

OBSERVATION LV

MACKENRODT : *Annales de Gynécologie*, 1894 (article Hernandez).

Femme mariée, âgée de vingt-six ans, enceinte pour la troisième fois. Elle a eu son dernier enfant à l'âge de vingt et un ans, c'est-à-dire il y a quatre ans.

Douleurs abdominales et fortes hémorragies depuis huit jours. La malade est enceinte de deux mois et a un carcinome de la lèvre postérieure du col.

Hystérectomie vaginale (Mackenrodt). Convalescence facile. Un an après, la malade est en bonne santé.

OBSERVATION LVI

KAUSMANN : thèse, Berlin, 1897.

X..., âgée de quarante et un ans, quatorze accouchements antérieurs.

Cancer du col. Hystérectomie vaginale trente-trois jours après l'accouchement.

Mort quelques jours après l'opération.

OBSERVATION LVII

MACKENRODT : in Travail de GELLHORN : *Du résultat de l'extirpation radicale dans les cas de cancers utérins.*

X..., trente-six ans, six accouchements antérieurs.

Cancer du col. Grossesse de deux mois.

Hystérectomie vaginale le 14 septembre 1897.

En avril 1901, trois ans et demi après l'opération, la malade est en bonne santé (Hense).

OBSERVATION LVIII

Wiebrstedt : thèse Berlin, 1895.

X..., quarante-trois ans, dix accouchements antérieurs.

Hystérectomie vaginale peu de temps après l'accouchement.

Récidive un an après.

OBSERVATION LIX

Ott : *Compte rendu de la Société de gynécologie et d'obstétrique de Saint-Pétersbourg, 1894.*

X... Cancer du col. Hystérectomie vaginale trois semaines après l'accouchement à terme.

Huit ans et demi après l'opération, la malade est en bonne santé (Hense).

OBSERVATION LX

Seutsch : thèse de Heckler, Iéna, 1892.

X..., vingt-neuf ans, trois accouchements antérieurs.

Hystérectomie vaginale un mois après avortement à sept mois.

Récidive deux ans après.

OBSERVATION LXI

Doederlein : *Beitræge*, Bd 2.

X..., trente-huit ans, Césarienne vaginale puis hystérectomie le 19 mai 1899.

Récidive un an après.

OBSERVATION LXII

DODERLEIN : *Sarwey Beitræge*, Bd 2.

X..., trente-huit ans, cancer du col. Césarienne vaginale, le 14 janvier 1899.

En mars 1901, deux ans et deux mois après l'opération, la malade est en bonne santé (Hense).

OBSERVATION LXIII

DŒDERLEIN

X..., trente-neuf ans, six accouchements antérieurs. Cancer du col. Grossesse de quatre mois.

Hystérectomie vaginale le 16 novembre 1900.

Cette observation n'avait pas encore été publiée par l'opérateur au moment où parut en 1901 le travail de Hense, *Z. F. G. und G.*, 1901.

Quatre mois après l'opération, en mai 1901, la malade n'avait pas de récidive.

OBSERVATION LXIV

BAUM : *76. Jahresber. d. Schles. Gesellsch.*

X... Cancer du col. Grossesse de sept mois. Césarienne vaginale en 1898.

Mort.

OBSERVATION LXV

ERLACH ET WOERZ : Travail sur l'extirpation vaginale de l'utérus cancéreux, Vienne, 1901.

X..., quarante ans. Cancer du col. Grossesse de quatre mois. Hystérectomie vaginale le 30 mai 1894.

Trois ans et demi après, mort par récidive.

OBSERVATION LXVI

Ibidem.

X..., quarante-trois ans. Cancer du col. Grossesse de six mois. Hystérectomie vaginale le 2 août 1894.

Récidive un an après.

OBSERVATION LXVII

Ibidem.

X..., trente-cinq ans. Cancer du col. Grossesse de plus de six mois.

Hystérectomie vaginale le 15 mai 1895.

Récidive et mort deux ans après.

OBSERVATION LXVIII

Ibidem.

X..., quarante-quatre ans. Cancer du col. Grossesse. Hystérectomie vaginale le 10 septembre 1895.

Récidive six mois après.

OBSERVATION LXIX

Ibidem.

X..., vingt-cinq ans, sept accouchements. Cancer du col. Grossesse de trois mois. Hystérectomie vaginale le 8 avril 1898. Récidive et mort deux ans après.

A ces soixante-neuf observations d'hystérectomie vaginale pratiquée pendant la grossesse ou les suites de couches pour cancer du col, qui ont été publiées par les opérateurs ou leurs élèves, nous pouvons ajouter les observations inédites de deux malades qui furent opérées par notre frère suivant le procédé qu'il recommande d'hémisection médiane de la paroi antérieure de l'utérus, suivie de la bascule du corps utérin et sans incision préalable des culs-de-sac vaginaux postérieur et latéraux.

OBSERVATION LXX

CONDAMIN.

F. X..., multipare, entre à la Charité, salle Sainte-Thérèse, pour des hémorragies vaginales irrégulières. Au toucher, col bourgeonnant, friable.

Diagnostic. — Cancer du col.

Grossesse probable de deux mois.

Opération (Condamin). — Hystérectomie vaginale par hémisection de la paroi antérieure et bascule du corps utérin dans le vagin après extirpation d'un œuf correspondant à une grossesse de deux mois environ.

Mort de la malade le troisième jour de septicémie.

OBSERVATION LXXI

CONDAMIN. Due à l'obligeance du Dr Jamin.

F. Chav..., réglée à seize ans, toujours régulièrement. Mariée à vingt ans; a eu six enfants dont quatre sont vivants. Le dernier accouchement en 1896 fut suivi d'une poussée inflammatoire du côté des annexes, qui guérit par le repos et la révulsion.

En 1902, fin août, après un retard de trois semaines, pertes abondantes. On constate quelque temps après une salpingite gauche.

Le 20 octobre, ablation de cette trompe par la voie vaginale (Repelin et Jamin).

En 1903, au mois d'août, la malade qui a un retard de trois mois dans ses règles vient consulter pour des douleurs et des pertes.

On constate une grossesse manifeste de trois mois, puis sur le col une ulcération *molle* mais friable et saignante, occupant tout l'orifice cervical, surtout la lèvre antérieure.

Diagnostic. — Grossesse de trois mois. Épithélioma du col.

Entrée salle Sainte-Thérèse, la malade est opérée le 1er août 1903. Après raclage soigné de la tumeur cancéreuse, hystérectomie vaginale (Dr Condamin), suivant le procédé que nous avons indiqué, c'est-à-dire ouverture du cul-de-sac vaginal antérieur, hémisection médiane de la paroi antérieure, extirpation d'un œuf correspondant à une grossesse de trois mois, bascule du corps utérin dans le vagin, etc. Il s'écoule très peu de sang pendant l'opération.

L'examen histologique, pratiqué au laboratoire d'anatomie pathologique par M. Paviot, indiqua que l'on avait affaire à un épithélioma (forme très maligne).

La malade, revue dix mois après son opération, va bien, a engraissé et ne souffre plus.

La cicatrice vaginale est souple et sans aucune récidive.

Un fait certain se dégage des observations que nous venons de rassembler, c'est qu'on est parfaitement en droit d'espérer une guérison radicale, dans les cas de cancers du col coïncidant avec une grossesse, en pratiquant l'extirpation totale de l'utérus, pourvu que cette opération soit pratiquée à temps. Si les résultats sont un peu moins bons que dans les cas de néoplasmes opérés en dehors de la grossesse, ils ne sont pas tellement mauvais qu'on ait le droit de sacrifier la mère à l'existence très problématique d'un fœtus qui, comme nous l'avons vu antérieurement, n'a guère que 30 ou 35 chances p. 100 d'arriver au monde, si on laisse évoluer la grossesse. On viole ainsi la grande loi d'obstétrique qui veut, lorsque l'on doit choisir entre l'intérêt de la mère et celui de l'enfant, que ce soit toujours ce dernier qui soit sacrifié.

Sur les soixante et onze cas d'hystérectomie vaginale pratiquée pendant la grossesse ou les suites de couches que nous avons pu réunir, onze fois l'opération a été vraiment radicale, c'est-à-dire qu'un laps de temps minimum de quatre ans s'est écoulé depuis l'opération sans que les malades aient présenté de récidive.

Nous considérons ce minimum de quatre ans comme suffisant pour permettre d'affirmer l'efficacité de l'acte opératoire : en effet parmi nos soixante et onze observations nous avons eu des cas où la récidive s'est produite dans le courant de la troisième année après l'acte opératoire, mais dans aucune la récidive n'apparut après la quatrième année.

C'est là d'ailleurs un minimum, et si l'on veut bien se reporter aux observations, on verra que pour la plupart, le temps écoulé sans récidive après l'acte opératoire est plus considérable.

Obs. I. — WINTER, pas de récidive sept ans et demi après l'opération.

Obs. VII. — HOFMEIER, pas de récidive quatre ans et demi après l'opération.

Obs. XIV. — OLSHAUSEN, pas de récidive sept ans après l'opération.

Obs. XV. — Olshausen, pas de récidive six ans après l'opération.

Obs. XVI. — Olshausen, pas de récidive six ans et neuf mois après l'opération.

Obs. XXII. — Olshausen, pas de récidive quatre ans et demi après l'opération.

Obs. XXVIII. — Landau, pas de récidive treize ans après l'opération.

Obs. XXXI. — Fehling, pas de récidive cinq ans et demi après l'opération.

Obs. XXXV. — Dohrn, pas de récidive dix ans après l'opération.

Obs. XXXVII. — Theilhaber, pas de récidive huit ans après l'opération.

Obs. LIX. — De Ott, pas de récidive huit ans et demi après l'opération.

Nous avons d'autre part quatorze cas douteux, c'est-à-dire sans récidive mais pour lesquels le temps écoulé depuis l'opération n'est pas suffisant pour affirmer qu'elle ne se produira pas.

Sans récidive trois ans après l'opération nous avons trois cas : observations XXXIII, XLI, LVII.

Opérateurs Fritsch-Mittermaier, Mackenrodt.

Sans récidive deux ans après l'opération, cinq cas : observations XXIV, XXXII, LI, LII, LXII.

Sans récidive un an après l'opération, quatre cas : observations II, XI, XXXIV, LV.

Sans récidive moins d'un an après l'opération, trois cas : observations XXI, LXIII, LXXI.

Enfin nous avons trente-neuf récidives. Nous résumons ces résultats dans le tableau suivant.

Mort post-opératoire	6
Récidive	39
Non-récidive quatre ans après l'opération, temps minimum	11
Douteux, pas de récidive, mais temps écoulé depuis l'opération trop court pour affirmer que la récidive ne se produira pas	15
Total.	71

Ce que nous pouvons traduire par les moyennes suivantes :

Mortalité post-opératoire, 8,4 p. 100.
Non-récidive après quatre ans 22,2 p. 100.

Cette dernière moyenne étant obtenue en défalquant les quinze cas douteux, qu'évidemment on ne peut faire entrer dans la statistique ainsi que les morts post-opératoires. Il nous reste ainsi cinquante cas parmi lesquels onze n'ont pas récidivé quatre ans (TEMPS MINIMUM) après l'opération.

INDICATIONS ET CONTRE-INDICATIONS DU TRAITEMENT CHIRURGICAL

Nous pouvons donc affirmer contrairement aux opinions émises dans ces desnières années, qu'une femme enceinte atteinte d'un cancer du col au début n'est pas fatalement perdue et qu'elle peut encore avoir quelques chances de guérison si l'on pratique à temps l'extirpation de l'organe malade.

Pendant les six premiers mois de la grossesse la conduite que doit suivre le chirurgien qui se trouve en présence d'un cancer du col opérable ne saurait être qu'une intervention aussi prompte que possible. A partir d.. sixième mois le problème devient plus complexe ; car le fœtus approche de plus en plus de l'époque où il sera viable et où le chirurgien pourrait concilier les intérêts de l'enfant avec ceux de la mère, en pratiquant l'opération césarienne suivie de l'extirpation totale de l'utérus cancéreux. Dans ces cas-là, si la néoplasie est tout à fait à son début et que le chirurgien pense pouvoir attendre quelque temps la viabilité du fœtus sans porter trop préjudice à la mère, c'est-à-dire s'il espère en attendant un mois, un mois et demi que les progrès du cancer ne seront pas suffisants pour empêcher de tenter l'opération radicale, il pourra attendre.

Mais si le néoplasme est déjà si avancé, quoique opérable, qu'un retard de trois semaines à un mois rendrait les chances d'une cure radicale absolument illusoires, il nous semble que le chirurgien ne devra pas hésiter à sacrifier les intérêts de l'enfant à ceux de la mère et à tenter les chances d'une opération radicale. Évidemment, dans cette appréciation de l'étendue des lésions, du plus ou moins de rapidité dans l'extension du cancer évoluant sur un utérus gravide, il y aura toujours des divergences entre les chirurgiens, divergences qui feront varier leur thérapeutique et qui feront que l'un interviendra immédiatement là où un autre aurait attendu quelque temps pour sauver l'enfant tout en essayant de guérir la mère. En tout cas, dans ces cas difficiles, et où la décision prise peut avoir de telles conséquences, il sera bon de s'entourer de toutes les garanties et de ne pas hésiter à recourir à l'anesthésie pour reconnaître aussi exactement que possible l'étendue des lésions.

Enfin, lorsque la grossesse a atteint le huitième mois, on ne doit plus avoir d'hésitation ; l'enfant est viable et l'opération radicale s'impose après la césarienne abdominale.

Nous ne prononçons pas à dessein le mot de césarienne vaginale, dont nous avons pu réunir plusieurs observations, car celle-ci semble être très meurtrière non seulement pour le fœtus, mais aussi pour la mère.

Si l'on veut bien se reporter aux observations concernant cette opération :

Obs. VI. — Winter. Césarienne vaginale à huit mois (mort de l'enfant).

Obs. XLI. — Mittermaier. On retire un enfant vivant, mais il mourut peu de temps après.

Obs. XLII. – Seiffart. Mort de la mère deux jours après l'opération.

Obs. XLIII. – Schauta. Mort de l'enfant.

Obs. XLIV. — Acconci. Mort de la mère et de l'enfant.

Obs. LI. — Thorn. Enfant vivant, guérison de la mère.

Obs. LXIV. — Baum. Mort de la mère.

On verra trois fois survenir la mort de la mère dans les jours qui suivirent l'opération. Par conséquent cette opération donne une mortalité très élevée et fournit exactement la moitié des cas de mort survenue après l'opération dans nos soixante et onze cas d'hystérectomie vaginale.

En ce qui concerne le fœtus, les résultats de cette opération ne semblent pas meilleurs. Trois fois il fut impossible de ranimer l'enfant et deux fois il put être ranimé mais mourut très peu de temps après.

Il nous semble que ces résultats déplorables doivent faire rejeter cette opération, et que lorsque l'enfant est viable, c'est-à-dire à partir du septième mois, il sera préférable de faire la césarienne abdominale, quitte à pratiquer après l'hystérectomie vaginale, qui est parfaitement possible sur un utérus gravide à terme, mais vide de son contenu, comme nous le montrent un certain nombre de nos observations où l'opération a suivi immédiatement l'accouchement à terme.

Quant aux contre-indications qui tiennent au cancer lui-même, elles sont les mêmes que celles du cancer du col en dehors de la grossesse, c'est-à-dire que l'intervention ne sera pratiquée que dans les cas vraiment opérables où on pourra enlever tout le mal, au moins apparent, car pour ce qui concerne les cellules cancéreuses qui auraient déjà été transportées à distance par les voies lymphatiques, on est obligé de s'en remettre au seul hasard.

Autrement dit, ne sont pas justiciables d'une intervention tous les cas où le parametrium est envahi, c'est-à-dire la base des ligaments larges ou le tissu cellulaire qui sépare la vessie de l'utérus, ou tout au moins ces cas ne sont plus justiciables de la seule hystérectomie vaginale. D'ailleurs, dans ces cas-là si l'on veut intervenir quand même la récidive est à peu près fatale et nous croyons que c'est à eux que doit être réservée la thérapeutique abstentionniste et palliative.

TRAITEMENT CHIRURGICAL
DE L'UTÉRUS GRAVIDE CANCÉREUX

Pour pratiquer l'hystérectomie totale deux voies s'offrent aux chirurgiens, la voie abdominale et la voie vaginale. Dans les cas de cancers du col sur utérus non gravide, depuis longtemps la voie employée par presque tous les chirurgiens sinon par tous est la voie vaginale.

Dans les cas de cancer du col coïncidant avec une grossesse, le volume de l'utérus étant plus considérable, cette voie parut tout d'abord impraticable et les premiers chirurgiens qui pratiquèrent l'hystérectomie totale dans ces cas là le firent par la voie haute selon une technique spéciale qui a été en 1885 décrite par Freund : aussi appelle-t-on quelquefois l'hystérectomie abdominale totale pour cancer du col au cours d'une grossesse opération de Freund. Cependant d'autres chirurgiens ne tardèrent pas à essayer la voie vaginale même dans ces cas-là. En 1889, le Dr Mohr soutenait devant l'Université de Halle une thèse faite sous l'inspiration du professeur Kaltenbach dans laquelle l'auteur préconise cette dernière voie dans les cancers du col évoluant sur utérus gravide. Depuis, la plupart des chirurgiens allemands ont adopté cette voie qui présente sur la voie abdominale un certain nombre d'avantages :

L'hystérectomie vaginale dans ces cas, malgré les apparences, n'est nullement plus compliquée, du moins jusqu'au sixième mois ou même au septième mois, que la même opération pratiquée sur l'utérus non gravide, car si le volume de ce dernier est plus considérable, en revanche les voies d'accès présentent plus de souplesse, les ligaments utérins sont plus allongés, permettent plus facilement la mobilisation et la descente de l'organe ; d'autre part, pendant la grossesse le tissu utérin lui-même est plus mou, se réduisant assez facilement de volume. Quant au contenu de l'utérus, rien n'est plus facile que de s'en débarrasser préalablement en fendant suivant la ligne médiane la paroi antérieure du col jusqu'à ce qu'on atteigne la poche des eaux. A ce moment on rompt celle-ci, on pratique l'extraction du fœtus, puis celle du délivre et on peut ensuite achever facilement l'opération. Dans la plupart des articles où les auteurs allemands ont publié leurs observations, se trouve signalée cette facilité relative de l'hystérectomie vaginale sur utérus gravide et presque tous recommandent la voie vaginale de préférence à la voie abdominale.

2° Un autre avantage de la voie vaginale dans ces cas-là, c'est que l'on voit, ou que l'on sent mieux, ce qui revient au même, les limites de la tumeur, ce qui permet d'inciser à coup sûr en dehors des limites de la néoplasie et sûrement en tissu sain. C'est là un avantage qui n'est point à dédaigner, non seulement au point de vue de la possibilité de laisser des parcelles néoplasiques, mais aussi dans la crainte des inoculations cancéreuses par le bistouri du chirurgien.

C'est là un point sur lequel insiste bien l'auteur allemand Fritsch dans le *Centralblatt für Gynækologie* (1).

Évidemment, lorsqu'on opère par la voie abdominale. on peut supprimer cette difficulté en incisant préalablement par le vagin le pourtour du col en dehors de la zone cancéreuse mais on associe alors les deux voies et l'on pratique une opération abdomino-vaginale. D'autre part, les partisans de la voie abdominale prétendent que l'on peut plus facilement en opérant par en haut apercevoir et enlever les ganglions cancéreux. Mais s'il y a des ganglions il est bien probable qu'on ne pourra tous les enlever et que la récidive se produira tout de même.

3° Si l'on pratique l'hystérectomie par la voie vaginale, les chances d'infection du péritoine par le moignon cancéreux, qu'il est toujours très difficile de désinfecter complètement, sont bien réduites, surtout si l'on emploie le procédé préconisé et employé par le professeur agrégé Condamin dans les deux cas dont il nous a donné les observations. Ce pro-

(1) Fritsch : *C. f. G.*, 1898, n° 1. De l'hystérectomie vaginale pour cancer du col à la fin de la grossesse.

cédé, bien décrit dans la thèse de Clupot (1), se recommande par la simplicité et la facilité de l'hémostase.

L'un des temps seul, dans le cas qui nous occupe d'hystérectomie sur utérus gravide, est un peu plus compliqué.

L'acte opératoire peut en effet être décomposé dans les temps suivants :

Premier temps. — Après préparation de la malade comme pour toute opération, purgation la veille, désinfection, etc., la malade est placée sur la table gynécologique, les cuisses écartées et ramenées sur le ventre au moyen de béquilles *ad hoc*. On sectionne les parties saillantes de la tumeur cancéreuse, il sera même quelquefois avantageux de cautériser la surface cancéreuse au Paquelin ou avec une solution concentrée de chlorure de zinc. Ceci fait, on saisit la lèvre antérieure du col au moyen de la pince de Péan et on l'attire ainsi fortement en bas et en arrière.

2° Incision du cul-de-sac vaginal antérieur sur la lèvre antérieure du col. Libération des tissus vaginaux et séparation de la vessie de la paroi antérieure de l'utérus. Ouverture du cul-de-sac péritonéal antérieur.

3° Section suivant la ligne médiane de la lèvre antérieure du col, puis de la paroi antérieure de l'utérus en repérant les tranches de section au moyen de deux pinces qui servent en même temps de pinces de traction. A mesure que la section avance, on porte les pinces de plus en plus haut.

(1) Clupot : Thèse de Lyon, 1898, *De l'hystérectomie vaginale sans incision préalable des culs-de-sac postérieur et latéraux.*

A un moment donné, on arrive sur la poche des eaux que l'on rompt, on pratique l'extraction du fœtus par la version ou tout autre moyen, ainsi que celle du délivre puis on continue la section médiane jusqu'au moment où on peut faire basculer le corps qui vient se loger complètement dans le vagin. Cette bascule du corps malgré son volume est possible, relativement facile même grâce à l'état de mollesse du muscle utérin pendant la grossesse, et cela jusqu'au sixième ou même septième mois de la grossesse.

Cette section médiane de la paroi antérieure du col et du corps utérin saigne relativement peu, surtout si on la pratique aux ciseaux qui font déjà un certain degré d'hémostase. C'est là un point sur lequel insistent bien les auteurs allemands qui se sont occupés de la césarienne vaginale (1).

4° On place deux pinces à forcipressure courbes et assez fortes qui saisissent les ligaments larges de haut en bas, aussi près que possible de leur insertion utérine et qui viennent se rejoindre au niveau du cul-de-sac postérieur dont on a la possibilité de réséquer une partie, si l'on a affaire à un cancer de la lèvre postérieure du col, s'étendant sur la muqueuse vaginale du cul-de-sac postérieur.

Cinquième temps. — Il ne reste plus qu'à sectionner les ligaments larges et la paroi vaginale postérieure en dedans des pinces que l'on laissera à demeure pendant quarante-huit heures.

(1) Voir thèse de Gaos, Kiel, 1900 : *De la césarienne vaignale pour cancer du col au sixième mois de la grossesse.*

Un avantage important de ce procédé, c'est non seulement la facilité de l'hémostase, mais encore le peu de sang que l'on a au cours de l'opération. Les différents travaux qui ont paru sur la vascularisation des culs-de-sac vaginaux :

Thèse de Commandeur, 1894 ;

Travail de Durand et Commandeur, *Province médicale*, 1895 ;

Travail de Frédet : *Journal d'anatomie et de physiologie*, 1898.

Tous ces travaux aboutissent aux mêmes conclusions qui sont les suivantes :

Les culs-de-sac vaginaux présentent deux parties très vasculaires, ce sont les culs-de-sac latéraux, et les points d'union des culs-de-sac latéraux avec le cul-de-sac antérieur. D'où l'importance d'éviter ces parties plus vasculaire au cours d'une hystérectomie.

Enfin, lorsque la tumeur siège sur la lèvre postérieure, il n'est pas rare de voir la néoplasie s'étendre du côté des parois vaginales postérieures, ou latéro-postérieures. Dans ces cas-là il sera beaucoup plus facile de décoller de haut en bas cette paroi et d'enlever ainsi d'un seul coup toute la masse cancéreuse.

On sera ainsi plus facilement maître de l'hémorragie ; au besoin, si les deux pinces latérales étaient insuffisantes, rien ne serait plus facile que d'en appliquer une troisième sur la paroi vaginale postérieure ainsi décollée.

Une objection que l'on pourrait faire à ce procédé est la suivante : lorsque la tumeur siège sur la lèvre antérieure du col et déborde du côté de la muqueuse vaginale il devient inapplicable. Mais dans ce cas-là ou bien la muqueuse vaginale est seule envahie sur une faible étendue et alors il sera possible d'inciser en avant de la tumeur et d'aller atteindre le cul-de-sac antérieur péritonéal en passant en avant du néoplasme, ou bien les lésions sont plus avancées, le tissu cellulaire qui sépare la vessie du col utérin est infiltré, ce qui constitue pour nous une contre-indication opératoire ou tout au moins, si l'on veut, une contre-indication de l'hystérectomie vaginale. Car dans un cas semblable, si l'on veut tenter quelque chose, on sera obligé de faire une opération très étendue, très grave, de réséquer une portion de la vessie dans une zone particulièrement dangereuse, au voisinage des uretères, pour voir ordinairement la récidive se produire avec une extrême rapidité et la malade mourir peut-être plus rapidement que si on avait laissé évoluer son cancer.

CONCLUSIONS

1° En présence d'un cancer du col opérable constaté pendant le cours de la grossesse, le devoir du chirurgien est d'intervenir, car :

a) En pratiquant à temps l'hystérectomie totale on peut avoir la chance de sauver la mère ; 22 p. 100 de non-récidives après quatre ans ;

b) Les chances de vie du fœtus si on laisse évoluer la grossesse sont très réduites.

2° Si le parametrium (ligaments larges, paroi vésicale) est envahi si peu soit-il, la mère est perdue ; on n'aura plus à s'occuper que de l'enfant.

3° Pendant le sixième et le septième mois de la grossesse, si le cancer est tout à fait au début et que le chirurgien pense en attendant un mois ou deux pouvoir encore faire une opération radicale, il pourra attendre la viabilité du fœtus.

Dans le cas contraire, si le cancer est encore opérable, et s'il ne doit plus l'être quelque temps après, il faudra intervenir sans s'inquiéter du fœtus.

4° Le procédé de choix est l'hystérectomie vaginale par bascule du corps utérin sans incision préalable des culs-de-sac vaginaux latéraux et postérieur.

5° A partir du moment où l'enfant est viable, c'est-à-dire à partir du septième mois, on pourra encore faire l'hystérectomie vaginale selon le procédé classique. Mais l'enfant devra être extrait par la césarienne abdominale, la césarienne vaginale donnant de mauvais résultats aussi bien au point de vue de la mère qu'à celui de l'enfant. Il faudra en somme combiner les deux voies abdominale et vaginale.

INDEX BIBLIOGRAPHIQUE

CHANTREUIL : Du cancer de l'utérus au point de vue de la conception, de la grossesse et de l'accouchement, thèse de Paris, 1872.

COHNSTEIN : *Archiv für Gynækologie*, 1873, t. V.

BAR : Du cancer utérin pendant la grossesse et l'accouchement, thèse d'agrégation, Paris, 1886.

MOHR : De l'hystérectomie vaginale pour cancer du col pendant la grossesse, thèse de Halle, 1889.

FLŒL : Accouchement compliqué de cancer du col, *Centralblatt für Gynækologie*, 1891, n° 3.

MŒLLER : Travail sur le traitement de cancer du col à la fin de la grossesse, *Centralblatt für Gynækologie*, 1891, n° 32.

THEILHABER : Du traitement de l'utérus cancéreux pendant la grossesse et l'accouchement, *Archiv für Geburtsh. und Gynæk.* t. XLVII, n° 1.

GISSLER : De l'accouchement compliqué de cancer du col, thèse de Erlangen, 1895.

OLSHAUSEN : Utérus gravides de cinq à six mois, extirpés par la voie vaginale pour cancer du col, *Centralb. für Gyn.*, 1896, n° 52.

WINTER : Utérus gravide de sept mois. Cancer du col. Hystérectomie vaginale, *Cent. für Gynæk.*, 1897, n° 25.

ALTERTHUM : Un cas d'hystérectomie vaginale pour cancer du col de l'utérus au sixième mois de la grossesse, *Centralblatt für Gyn.*, 1897, n° 27.

CHROBAK : Hystérectomie vaginale pour cancer du col pendant la grossesse, *Cent. für Gynæk*, 1897, n° 37.

OLSHAUSEN : Trois cas de cancers de l'utérus opérés pendant la grossesse, *Zeitschrift für Geb. und Gynæk.*, t. XXXVII, n° 1.

BECKMANN : Cancer du col pendant la grossesse et l'accouchement, *Z. f. Geb. und Gyn.*, t. XXXIV.

Duhrssen : Du traitement du cancer de l'utérus pendant la grossesse, *Cent. f. Gyn.*, 1897, n° 30.

Fehling : Conduite que doit suivre le médecin dans les cas de cancer du col pendant la grossesse, *München. med. Wochenschrift*, 23 novembre 1897.

Baum : Césarienne vaginale suivie de l'hystérectomie dans les cancers du col de l'utérus, *76 Jahresbericht der Schlesischen Gesellschaft*, 1898, p. 186.

Hegar : Extirpation d'un utérus cancéreux au sixième mois de la grossesse, *Cent. für Gyn.*, 1897, n° 27.

Bekmann : De l'hystérectomie vaginale pour cancer du col pendant la grossesse, *Cent. für Gyn.*, 1897, n° 47.

Mittermaier : Du traitement de l'utérus cancéreux pendant la grossesse, *Cent. für Gyn.*, 1898, n° 1.

Seiffart : Césarienne vaginale suivie de l'hystérectomie totale dans un cas de cancer de l'utérus à la fin de la grossesse, *Cent. für Gyn.*, 1898, n° 5.

Schauta : De la césarienne vaginale, *Cent. für Gyn.*, 1898, n° 29.

Fritsch : Sur un cas d'hystérectomie vaginale à la fin de la grossesse, *Centralb. für Gyn.*, 1898, n° 1.

Gros : De l'hystérectomie vaginale au sixième mois de la grossesse dans les cas de cancer du col, thèse de Kiel, 1900.

Gailly : Traitement du cancer du col pendant la grossesse, thèse de Lyon, 1900.

Société d'Obstétrique et Gynécologie de Paris, 1901. Discussion sur le traitement du cancer du col pendant la grossesse.

Konrad Hense : Influence de la grossesse et de la ménopause sur la marche du cancer de l'utérus, *Z. f. Geb. und Gyn.*, t. XLVI.

Dèvé : Combinaison de la césarienne et de l'hystérectomie abdominale, totale dans les cancers et fibromes de l'utérus, thèse de Lyon, 1904.

LYON
IMPRIMERIE A. STORCK ET Cie
Rue de la Méditerranée, 8

www.ingramcontent.com/pod-product-compliance
Ingram Content Group UK Ltd.
Pitfield, Milton Keynes, MK11 3LW, UK
UKHW020417230726
13925UKWH00004B/1489